漫话疫苗——
狂犬病疫苗

邵忆楠　王旭东　黄立嵩　编著

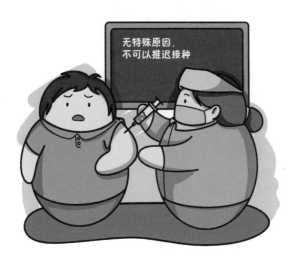

中国人口与健康出版社
China Population and Health Publishing House
全国百佳图书出版单位

图书在版编目（CIP）数据

漫话疫苗．狂犬病疫苗 / 邵忆楠，王旭东，黄立嵩
编著．—北京：中国人口与健康出版社，2024.3
ISBN 978-7-5101-9899-1

Ⅰ．①漫… Ⅱ．①邵… ②王… ③黄… Ⅲ．①狂犬病
–疫苗–普及读物Ⅳ．① R186-49 ② R512.99-49

中国国家版本馆 CIP 数据核字（2024）第 037530 号

漫话疫苗——狂犬病疫苗

MANHUA YIMIAO —— KUANGQUANBING YIMIAO

邵忆楠　王旭东　黄立嵩　编著

责 任 编 辑	刘继娟　刘梦迪
装 帧 设 计	华兴嘉誉
责 任 印 制	林　鑫　任伟英
出 版 发 行	中国人口与健康出版社
印　　　刷	小森印刷（北京）有限公司
开　　　本	880毫米×1230毫米　1/32
印　　　张	3.125
字　　　数	47千字
版　　　次	2024 年 3 月第 1 版
印　　　次	2024 年 3 月第 1 次印刷
书　　　号	ISBN 978-7-5101-9899-1
定　　　价	19.80 元

电 子 信 箱	rkcbs@126.com
总编室电话	（010）83519392
发行部电话	（010）83510481
传　　　真	（010）83538190
地　　　址	北京市西城区广安门南街 80 号中加大厦
邮 政 编 码	100054

序 言

随着社会经济的发展，宠物猫犬保有量越来越大，动物致伤患者越来越多。狂犬病是目前世界上病死率最高的传染病之一，每年都要夺取全球数万人的生命，堪称无形的杀手。但通过及时、彻底、规范的暴露后处置，狂犬病几乎可以100%被预防。狂犬病暴露后处置也是狂犬病防控的最后一道防线，一旦失守，出现暴露后免疫失败，后果不堪设想。

2015年12月10日，世界卫生组织（WHO）与联合国粮食及农业组织（FAO）、世界动物卫生组织（OIE）和全球狂犬病控制联盟（GARC）一起，在瑞士日内瓦召开的全球狂犬病会议上，提出"2030年前在全球消除犬引起的人狂犬病"的全球战略计划，此计划以国家为中心，建立"联合抗击狂犬病"合作平台。WHO研究表明，一个地区达到70%以上犬只的免疫覆盖率，就可以建立起有效的免疫屏障，阻止狂犬病毒扩散和传播。根据中国疾控官网发布的统计信息显示，中国至少95%的狂犬病由病犬传播，但仅有不足40%的中国犬只接种了犬用的狂犬病疫苗，这与消除狂犬病所需的70%免疫水平仍有较大差距。

本书结合了国家疾控局综合司和国家卫生健康委办公厅联合发布的《狂犬病暴露预防处置工作规范（2023 年版）》的内容，针对人们在平时饲养宠物及接触流浪动物暴露后，如何正确进行狂犬病暴露后处置和暴露前预防进行科普宣传，以期待尽可能减少狂犬病的发生，创造人和宠物良好的接触环境。

航天中心医院急诊科主任

王旭东

2023 年 12 月

目 录

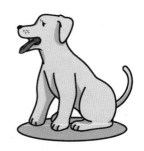

千年"狂"飙

病毒学篇

疾病篇

疫苗篇

常见问题

注意事项

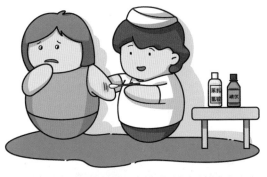

漫话疫苗——狂犬病疫苗

千年"狂"飙

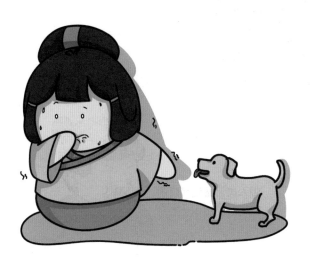

人类饲养犬只的历史至少可以追溯到 **14000 年前**，但人类记录狂犬病的历史却**仅有 4000 多年**。

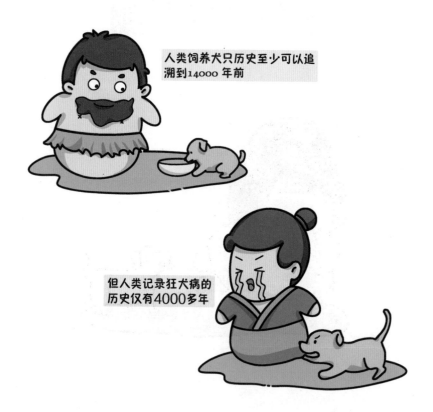

人类饲养犬只历史至少可以追溯到 14000 年前

但人类记录狂犬病的历史仅有 4000 多年

在这期间，不仅全世界都认识到了狗是一种可以饲养并且在很多领域都能够协助人类的动物，而且也让全世界都见识到了这种**患病后几乎 100% 死亡的烈性疾病**。

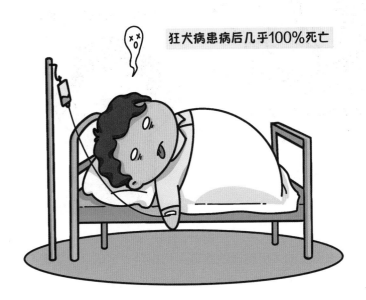

狂犬病患病后几乎100%死亡

"狂犬病"这个词的中文从字面上由"发狂""狗""疾病"三部分组成，非常简单地描述了与疾病相关的动物和症状；而狂犬病的英文"rabies"的词源有两种不同说法，包括梵文"rabhas"（施暴）和拉丁文"rabere"（发怒）。

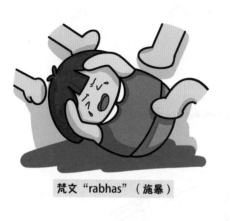

梵文"rabhas"（施暴）

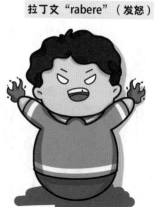

拉丁文"rabere"（发怒）

　　在伊拉克出土的《伊施嫩纳法典》用楔形文字记录了美索不达米亚文明中最早的苏美尔文明（位于现在的伊拉克南部）时期，狗会变得"愤怒"或"狠毒"，如果这些狗咬到了其他人，那么狗主人就需要支付罚款；另一份美索不达米亚的历史文本中的信息指出，狂犬病是由狗唾液中的"某种物质"引起的。

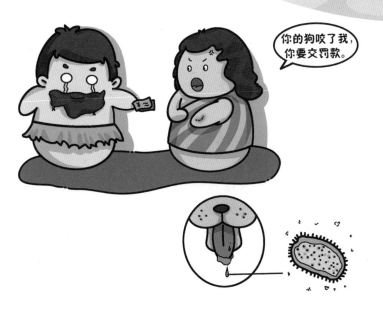

从现在的视角来看,早在 **4000 多年前**的人们就已经意识到了狂犬病的存在,并且已经**相对准确地描述出了狂犬病的传播方式**。

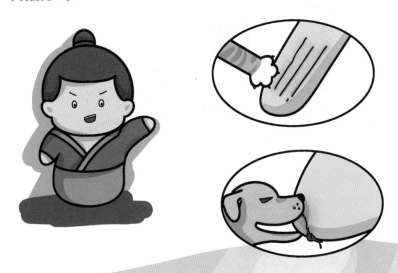

此后，即便是已经知道了"被狗咬伤"与"发病"和"死亡"之间的关联，人类对狂犬病的理解和处理被犬只咬伤的方式仍让人"无法直视"。

从预防疾病的角度来说，古代的预防方式还相对"合理"，比如，在公元200~400年编写的《波斯古经》就提到，建议人故意让疑似患有狂犬病的狗咬，从而预防狂犬病；约公元前60年的罗马帝国农业作家Columella记录了牧羊人将40天大的小狗尾巴剪断以避免被咬伤，从而预防狂犬病。

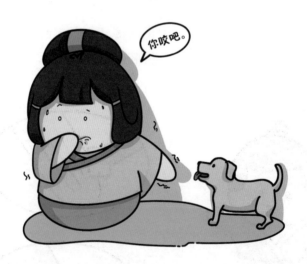

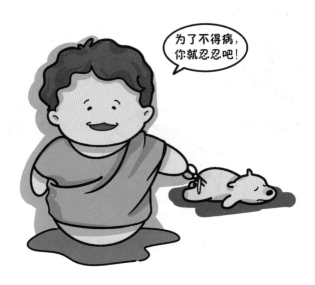

　　而被狗咬伤后预防狂犬病的措施更加五花八门，甚至可以说是让人啼笑皆非：在公元 3 世纪的《尼普尔文盲医生的故事》中提到了被狗咬伤后采用咒语进行治疗以避免狂犬病的发生；在 13 世纪末的欧洲则是将一种名为"圣·休伯特"的钥匙烧红并用其灼烧伤口，这种方法甚至直到 20 世纪初还在使用；同样是中世纪时期，有人将被狗咬伤者的前额切开，植入"圣徒披肩"的线并进行祈祷和断食预防狂犬病。

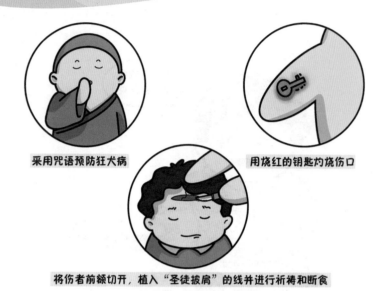

采用咒语预防狂犬病　　　　　用烧红的钥匙灼烧伤口

将伤者前额切开，植入"圣徒披肩"的线并进行祈祷和断食

　　而在历史上也有学者准确地描述了狂犬病的一些疾病特性，**但治疗方式却让人大跌眼镜**：罗马学者塞尔苏斯虽然准确提到狂犬病是通过狗的唾液传播，但提出的治疗方法却是将人泡在水里或热油中；中医葛洪虽然提到了狂犬病存在潜伏期，但治疗方法却是抓住咬人的狗，将狗的脑子取出并敷在被狗咬伤者的伤口上。

　　由于并非被所有的狗咬伤都会引发狂犬病，因此很多针对狂犬病的治疗手段会**被误认为有效，并且持续使用**。但事实上，在这几千年来，人们除了认识到狂犬病的传播方式以及一旦狂犬病发病后患者必将死亡外，人们对狂犬病的治疗完全束手无策。

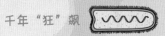

治疗方式让人大跌眼镜

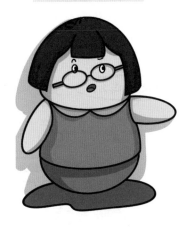

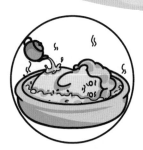

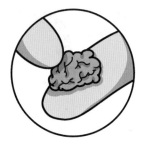

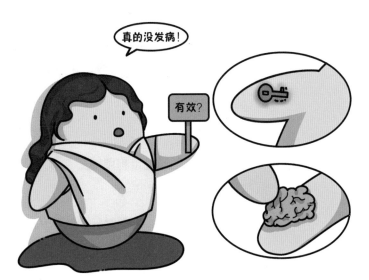

不仅如此，随着国际航行的兴起，越来越多的国家和地区发现了罹患狂犬病的动物和人类狂犬病病例，有的人因为对狂犬病感到恐惧，甚至在被狗咬后会选择自杀！

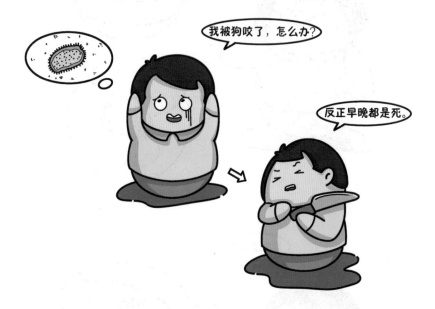

值得欣慰的是，尽管人类无法治疗狂犬病，但一些国家和地区采取**非药物干预措施**成功地控制住了狂犬病。包括普鲁士、丹麦、挪威在内的一些国家和地区通过给狗戴嘴套、对入境的狗进行检疫等方式，成功消灭了本土狂犬病。

不仅如此，随着医学水平的提升，人类对狂犬病的认知也越来越清晰。

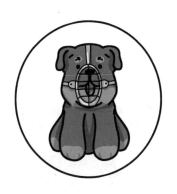 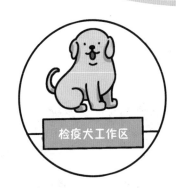

检疫犬工作区

控制狂犬病的有效措施

　　1546 年，意大利医生吉罗拉莫·弗拉卡斯托罗（Girolamo Fracastoro）在既往狂犬病能够通过唾液传播的基础上，**做出了导致疾病传播的主要原因是病犬唾液中存在疾病"种子"的假设**；英国医生马丁·李斯特（Martin Lister）在 1698 年提出狂犬病的患病风险和受伤的解剖学部位有关；苏格兰外科医生约

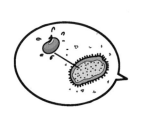

我的唾液中有疾病"种子"。

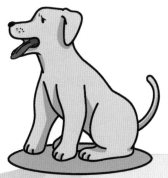

翰·亨特（John Hunter）在 1793 年非常准确地提出，**很多动物都能罹患狂犬病，但并不一定都能将疾病传播给人类。**

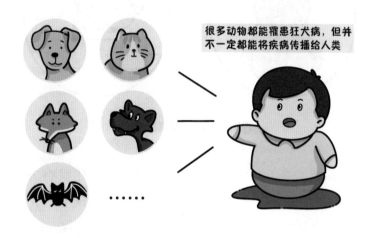

很多动物都能罹患狂犬病，但并不一定都能将疾病传播给人类

可遗憾的是，对于被患有狂犬病的狗咬伤的人们而言，可以降低患病风险的措施仍然没有出现，直到一名叫**路易斯·巴斯德**（Louis Pasteur）的科学家出现。

到了 19 世纪，科学家通过无数试验确定了**狂犬病的"种子"**会感染动物的神经，并且这个"种子"并不是既往认为的有毒物质，也不是当时人们通过显微镜就能观察到的细菌，而是**一种更小的病原体，**弗朗索瓦·马让迪（François Magendie）在 1842 年怀疑狂犬病的病原体是**一种能够在体内生长和繁殖的"病毒"。**

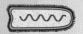

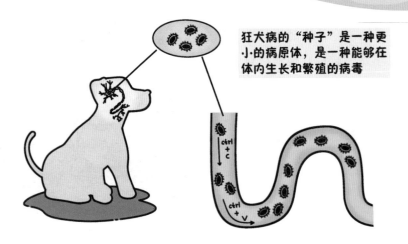

狂犬病的"种子"是一种更小·的病原体，是一种能够在体内生长和繁殖的病毒

虽然很多科学家都更加精准地描述了狂犬病病毒的特性，但真正开创新时代的两个人分别叫**皮埃尔·维克多·加尔捷**（Pierre Victor Galtier）和**路易斯·巴斯德**（Louis Pasteur）。

皮埃尔·维克多·加尔捷

路易斯·巴斯德

加尔捷是当时里昂兽医学院的教授，他通过试验发现狗可以将狂犬病病毒传染给兔子（这一关键信息也被巴斯德用于狂犬病试验当中），并且制造了最初的狂犬病疫苗，在动物身上取得成功。

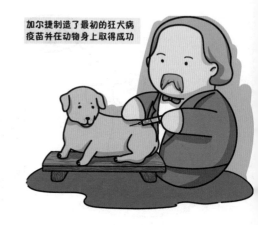

加尔捷制造了最初的狂犬病疫苗并在动物身上取得成功

和加尔捷在动物免疫方面做出的贡献不同，巴斯德发明了首个人用狂犬病疫苗并证明了疫苗的有效性，从而使人类正式向这种病死率几乎是 100% 的疾病吹响了反击的号角。

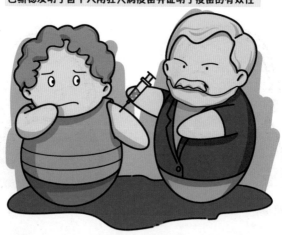

巴斯德发明了首个人用狂犬病疫苗并证明了疫苗的有效性

　　巴斯德并不像其他科学家一样有医学教育或执业背景，但却进行了多款细菌疫苗的研究，并且发现了在特定环境下培养的细菌毒性会出现"衰弱"。

　　在汲取了多位科学家的经验后，巴斯德采用非常冒险的方式进行了试验。在其合作伙伴埃米尔·鲁（Emile Roux）的帮助下，他从已经罹患狂犬病的狗嘴中获取唾液，以当时的科学水平，无法观测到"病毒"感染兔子，之后将被感染兔子的脊髓进行干燥并让"病毒"衰弱从而降低毒性，最终制备出了狂犬病减毒活疫苗，且在动物身上取得了成功！而这一切都是在肉眼无法观测到病原体的苛刻条件下完成的，就连巴斯德本人都还将"病毒"称为**"过滤性的超微生物"**！

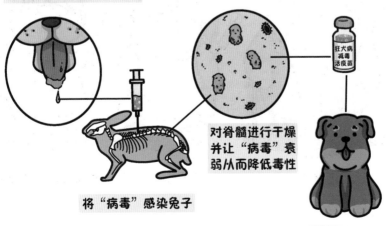

摄取罹患狂犬病的犬唾液

狂犬病减毒活疫苗

对脊髓进行干燥并让"病毒"衰弱从而降低毒性

将"病毒"感染兔子

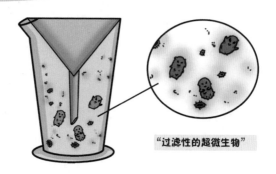

"过滤性的超微生物"

　　首次接种疫苗的人是一位被狂犬咬伤的 61 岁患者，在接种狂犬病疫苗后出现了病情先恶化后好转，并且最终痊愈；而第二位接种疫苗的 11 岁女孩在接种疫苗后第二天死亡——原因是疫苗接种的时间已经太晚了；第三位患者是年仅 9 岁的约瑟夫·迈斯特（Joseph Meister），他在接种疫苗前一天遭到了狂犬的攻击

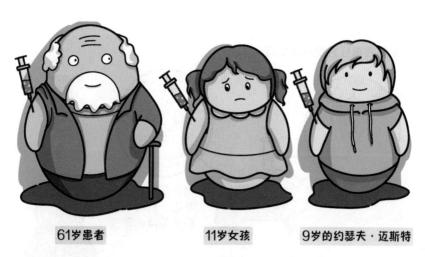

61岁患者　　　　11岁女孩　　　9岁的约瑟夫·迈斯特

并被多位专家判定"必将死于狂犬病",但在注射疫苗和治疗后痊愈,并在数年之后担任巴斯德研究所的门卫。

虽然后来在疫苗应用过程中发现了一些失败的案例,但这种疫苗确实减少了狂犬病的发生,拯救了无数人的生命。

随着时间的推进,人类不仅能**通过电子显微镜看到狂犬病病毒**,而且**更新了狂犬病疫苗的制备方式**。

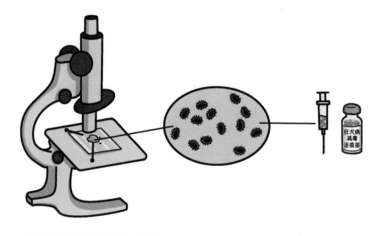

通过电子显微镜看到狂犬病病毒,更新了狂犬病疫苗的制备方式

由位于印度的一个巴斯德研究所率先研制的灭活疫苗面世后,更加安全的**狂犬病灭活疫苗**替代了最初的减毒活疫苗;除此之外,在受伤后的暴露后处置也变得更加规范,最终**将狂犬**

病从一个"无药可救"的疾病变成了一个通过疫苗可预防的疾病。

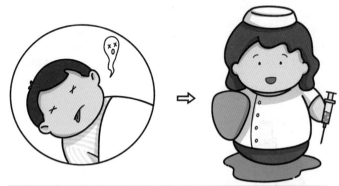

将狂犬病从一个"无药可救"的疾病变成了一个通过疫苗可预防的疾病

但我们仍需牢记，即便是有药可用，**不及时处理伤口、不及时接种疫苗**，这种存在了数千年的疾病的**病死率几乎仍然是 100%**！

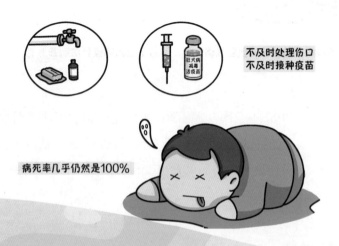

不及时处理伤口
不及时接种疫苗

病死率几乎仍然是100%

漫话疫苗——狂犬病疫苗

病毒学篇

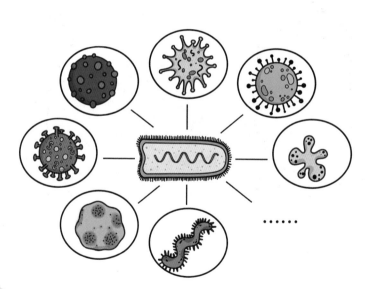

1. 什么是狂犬病病毒？

狂犬病病毒是一种会导致人类和哺乳动物感染后出现狂犬病的病毒，至今已有数千年历史，人类一旦感染后发病几乎 100% 死亡。

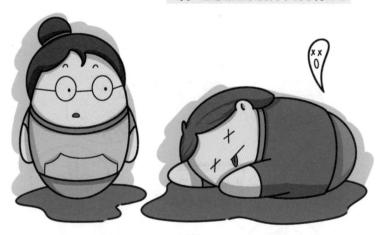

人类一旦感染后发病几乎100%死亡

2. 狂犬病病毒长什么样？

狂犬病病毒是**单链 RNA 病毒**，长度约为 180 纳米，宽度约为 75 纳米，病毒**表面有 400 个凸起的糖蛋白**。

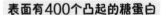

表面有400个凸起的糖蛋白

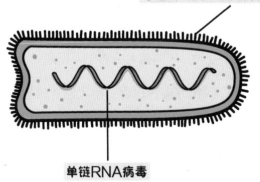

单链RNA病毒

　　狂犬病病毒属于一种**弹状病毒**，顾名思义就是其截面形状如同圆柱形子弹的形状，病毒一端是圆形或圆锥形，另一端是平面或者凹陷进去，**这种形状也和它的杀伤力相符。**

我很有杀伤力哦！

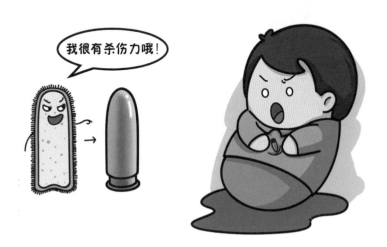

3. 狂犬病病毒分为几类?

既往认为狂犬病病毒属（直译为"丽沙病毒"）一共有 7 种基因型，并存在多个变种，不同病毒分布于不同地区。

这些病毒包括：阿拉万丽沙病毒、澳大利亚蝙蝠丽沙病毒、伯克洛丽沙病毒、杜文海格丽沙病毒、欧洲蝙蝠丽沙病毒 1 型和 2 型、甘诺鲁瓦蝙蝠丽沙病毒、伊科马丽沙病毒、伊尔库特丽沙病毒、胡占德丽沙病毒、科托赫拉提丽沙病毒、拉各斯蝙蝠丽沙病毒、莱里达蝙蝠丽沙病毒、马特罗蝙蝠丽沙病毒、莫科拉丽沙

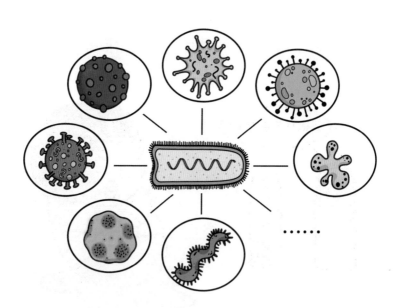

病毒、狂犬病丽沙病毒、西莫尼蝙蝠丽沙病毒、台湾蝙蝠丽沙病毒、西高加索蝙蝠丽沙病毒。

4. 哪些动物会感染狂犬病病毒?

狂犬病病毒非常"博爱",它可以感染所有哺乳动物物种,因此无论是人类还是包括猫、狗、水貂、蝙蝠在内的多种哺乳动物均可能被感染。

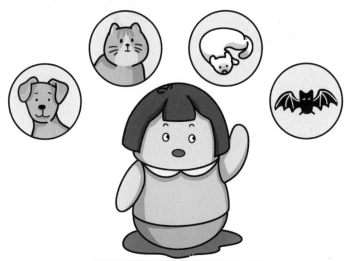

狂犬病病毒可以感染所有哺乳动物物种

除了哺乳动物，研究人员曾通过人为感染的方式让鸟类感染上狂犬病病毒，但大部分鸟类感染病毒后会完全康复。

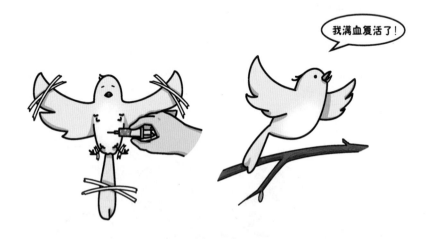

5. 动物感染狂犬病病毒后可能传染人类吗？

哺乳动物一旦感染狂犬病病毒就有可能传染给人类。

当动物感染狂犬病病毒后，病毒会沿着周围神经系统向中枢神经系统"移动"，病毒在感染中枢神经后进一步传播到唾液腺，使唾液中存在高浓度的狂犬病病毒，从而让人类因被动物致伤，伤口接触到含有狂犬病病毒的唾液后被感染。

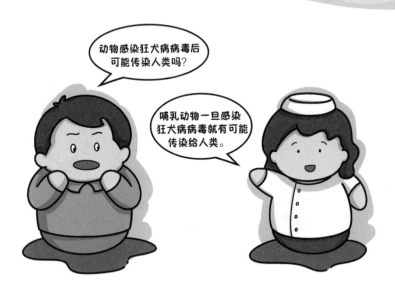

6. 狂犬病病毒是如何从动物体内传染给人的？

通常都是由于人类被动物致伤后**伤口接触到了含有狂犬病病毒的动物唾液而被感染。**

但也有少数极端情况：曾有实验室工作人员因空气中存在含有狂犬病病毒的气溶胶而被感染；也有更极

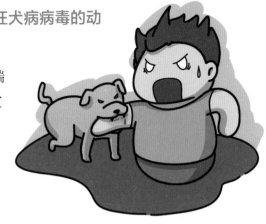

气溶胶　　　　　　　　器官捐赠

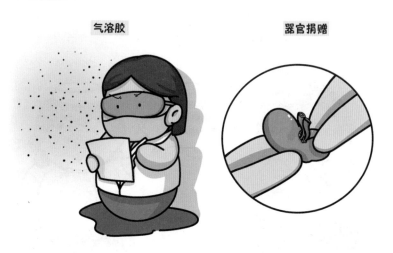

端的情况，由于器官捐赠者感染了狂犬病病毒，而器官受赠者被移植了已经被病毒感染的器官，导致器官受赠者出现狂犬病。

7. 人与人之间会互相传播狂犬病病毒吗？

可能会但没出现过。

尽管人类也属于哺乳动物，并且会感染狂犬病病毒，理论上是有可能将病毒传播给其他人的。但如果狂犬病病毒已经侵犯中枢神经系统，被感染者的状态很可能已经无法对其他人进行撕咬并让唾液接触到其他人的伤口，因此即便理论上存在可能性，但实际上很难实现。

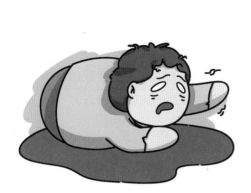
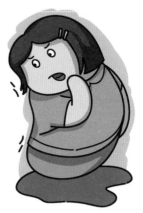

　　截至目前，除极端情况下接受来自已经感染狂犬病病毒捐赠者的实体器官移植的受赠者外，也有狂犬病病毒通过胎盘、哺乳、性行为传播的记录，但都是**仅有1例且无法被证实，更没有充分证据证明存在被人咬伤导致狂犬病的案例。**

8. 和动物间接接触会感染狂犬病病毒吗？

理论上可能会，但从未有过。

有些人担心和动物间接接触会被狂犬病病毒感染，如在自然环境中接触到动物的粪便、摸了可能沾有动物唾液的食盆，甚至有一只狗在车里向自己呼气时都害怕狗带有病毒并产生气溶胶……

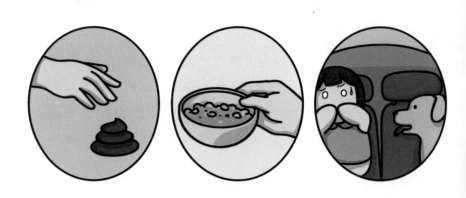

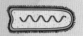

　　但实际上这些情况传播狂犬病病毒的可能也仅停留在理论阶段，一方面是**狂犬病病毒在自然环境中存活能力非常弱**，很快就会失活从而失去致病能力；另一方面**并非所有动物都会携带狂犬病病毒**，并且能让人间接接触到足够高浓度的狂犬病病毒分泌物。

　　因此，即便抚摸患有狂犬病的动物或接触患有狂犬病的动物的血液、尿液或粪便，都不算暴露于狂犬病病毒风险当中。

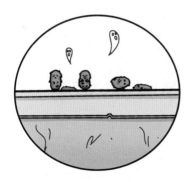

在自然环境中存活能力非常弱

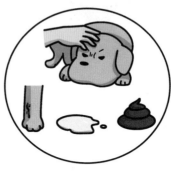

不算暴露于狂犬病病毒风险当中

冷知识

在 1650 年的一场战争中，波兰炮兵"脑洞大开"地将含有得狂犬病的病犬唾液放进炮弹中，企图让敌军接触到这些唾液从而得病。不过遗憾的是，这种早期的生物战并没有得逞，而始作俑者卡齐米日·谢米诺维奇（Kazimierz Siemienowicz）将军也在次年离世。

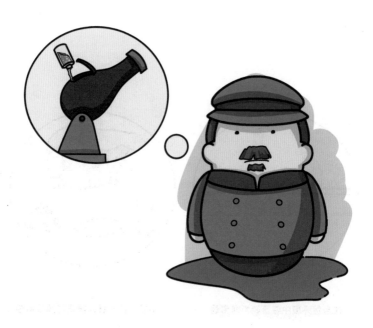

疾病篇

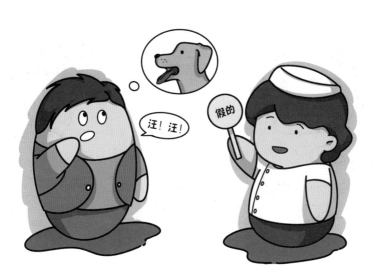

1. 什么是狂犬病？

狂犬病是**由狂犬病病毒感染导致的一种人畜共患病**，人类在发病后可能会对水产生恐惧，无论是看到、尝到水，还是听到水的声音都会感到恐惧，甚至出现咽部肌肉痉挛，因此狂犬病曾经也被称为"**恐水症**"。

人畜共患病

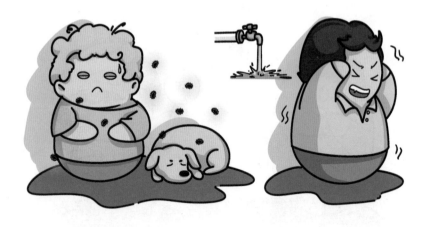

2. 全球每年有多少人会得狂犬病？

狂犬病可能发生在全球 150 多个国家和地区，每年会出现数以万计的狂犬病病例，**99% 的病例和狗有关**。

在所有的病例中，**超过95%的病例发生在亚洲和非洲**，并且 40% 的病例出现在 15 岁以下人群中。

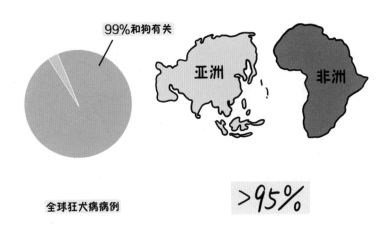

3. 哪些国家没有狂犬病风险?

尽管很多国家和地区被世界卫生组织或专业机构划归"无风险"或"低风险"的地区,但这并不是说相关国家和地区没有狂犬病风险,只是没有报告出现和人类或犬类有关的狂犬病病例。

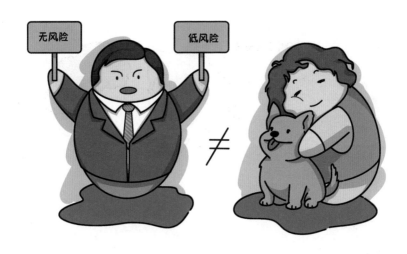

例如,美国被世界卫生组织划分为"无犬类狂犬病病例"的国家,同时也被英国列入狂犬病"低风险"的国家,但世界卫生组织仅明确美国"没有人类和犬类狂犬病",英国官方更是指出

美国**只是暴露于一般哺乳动物是低风险情况**，同时强调了在美国暴露于浣熊和狐狸是高风险。

除此之外，一些国家和地区进口的动物可能携带狂犬病病毒，因此理论上彻底不存在狂犬病风险的国家和地区可能并不存在，只不过风险高低不同而已。

而**中国属于狂犬病高风险国家**，既存在人类狂犬病病例，又存在包括犬类在内的动物狂犬病病例。

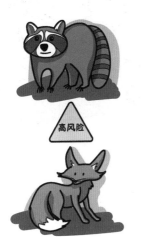

美国

高风险

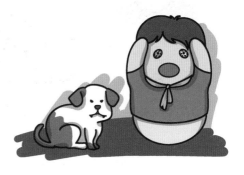

中国属于狂犬病高风险国家

4. 狂犬病的潜伏期是多久?

根据世界卫生组织的说法,狂犬病的潜伏期**一般在 1 周到 1 年不等**。

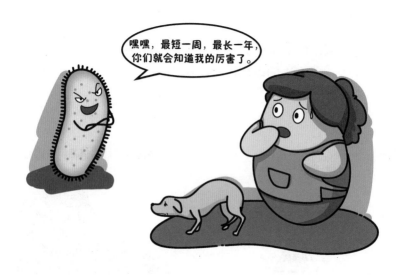

狂犬病的潜伏期一直存在争议,从现有数据来看分布在低至 3 天到高达 50 年以上,但目前在具有确凿证据的情况下,潜伏期低于 10 天也是极其罕见的。

而证据相对充足的最长潜伏期记录为 8 年，但仅有 1 例病例；排名第二长的潜伏期是 6 年，也仅有 1 例病例。

　　狂犬病潜伏期低至 10 天的病例也是存在的，一些研究认为这和暴露的伤口情况、年龄以及暴露后的处置方法有关，但也是非常罕见的。

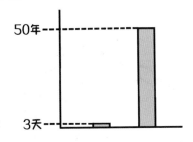

从现有数据来看分布在低至3天到高达50年以上

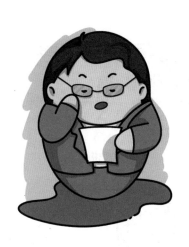

5. 得狂犬病的人会有哪些症状？

人类感染狂犬病病毒后，最初的**前驱期**症状可能只是发热和头痛，很难被及时确诊，而后患者会进展到脑炎或脑膜炎，大部分狂犬病患者可能会出现麻痹、焦虑、失眠、意识模糊、激动、易怒等症状；在前驱期出现的 2～10 天后会进入**功能亢进期**，出现幻觉、亢进、颈项强直等神经性症状，也可能出现恐水的情况，但意识清醒，可以交流；接下来的**急性神经症状期**会出现过度换气、唾液分泌过多、痉挛等情况；部分患者可能会进入**麻痹期**，出现肌无力、感觉丧失和麻痹。

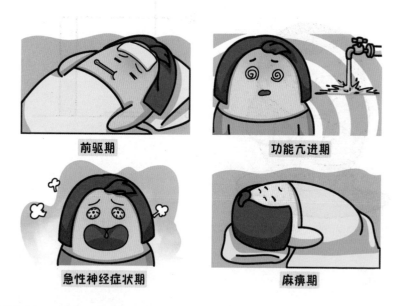

前驱期

功能亢进期

急性神经症状期

麻痹期

但无论是哪种情况，如果没有医学支持都会在几天内死亡并且在去世前仍然会清晰地感受到疾病所带来的**痛苦**，正如美国医生刘易斯·托马斯（Lewis Thomas）形容的那样："我只看到过一次死亡的痛苦，发生在一例狂犬病患者身上。在 24 小时的时间里，他清楚地知道自己生命崩解的每一个步骤，直到生命的最后一刻。"

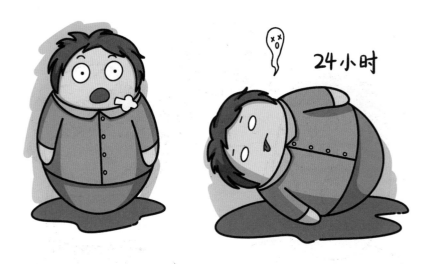

24小时

6. 得狂犬病的人会学狗叫吗?

不会!

很多人在网上看到过视频中的"狂犬病患者"会学狗叫,但最终发现要么是装的、要么是精神问题,也有一名儿童是由于在脑中发现了病变导致的,但这些都和狂犬病没有任何关联。

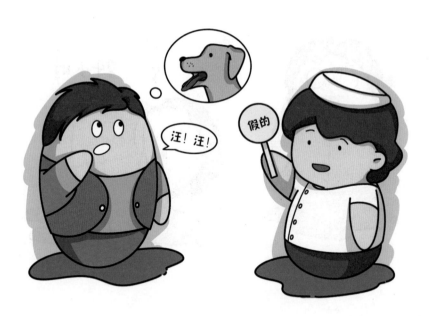

7. 得狂犬病的人能被治好吗?

到目前为止,全球仅有约 30 人在确诊狂犬病后存活,并且大多数存在**严重后遗症**。被"痊愈"的患者接受的治疗方法并不能被广泛应用,且不能确定是由相关治疗方案"治愈"的。

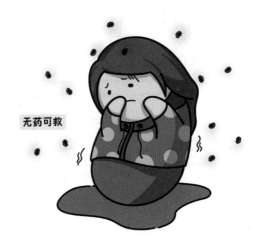

无药可救

因此一旦人类感染狂犬病病毒后发病,那么基本是"无药可救",只能等待死亡的到来。

8. "密尔沃基疗法"有效吗?

并未普及且失败率极高。

"密尔沃基疗法"其实是一种名为《密尔沃基协议》的复杂治疗方案,会将患者进行"人工昏迷"以避免病毒感染导致的自主神经功能障碍,也就是抑制大脑活动并减少损伤,让人体有更

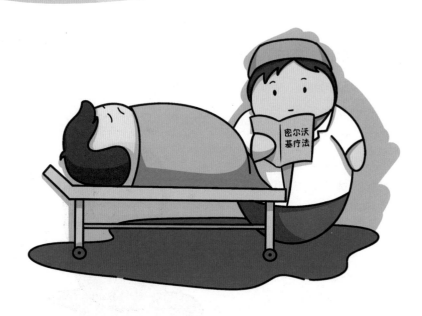

充分的时间抵抗病毒侵袭。治疗中会使用严格的监测并使用抗病毒药物，目前已经更新至第六版方案。

与之类似的还有《累西腓协议》，总体思路相似但细节存在差异。

这种治疗方案由于要求被狂犬咬伤的患者不能接种疫苗和被动免疫制剂，同时具有极高的失败率，因此遭到医学界反对。

9. 中国有狂犬病患者发病后存活的吗?

无一存活,甚至连伴有严重后遗症的存活案例都没有。

尽管有媒体报道过国内存在成功治疗狂犬病的案例,在传统医学和民间也流传着能治好狂犬病的说法,但事实上并没有任何一名狂犬病患者在国内接受治疗后存活下来,相关宣传都没有得到证实。

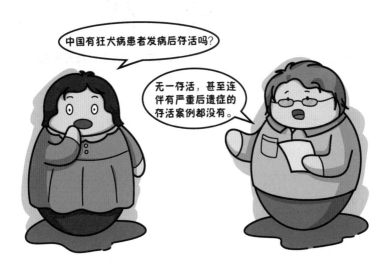

10. 导致人类狂犬病的动物会被怎样处置?

如果确定该动物会导致人类狂犬病,该动物会**被人道主义处死并进行无害化处理**。除此之外,罹患狂犬病的狗、猫、雪貂在对人类致伤后一般存活不超过 10 天。

另外,即便是没有引起人类狂犬病,但在对人类致伤后有些机构也会选择将致伤动物进行人道主义处死,并通过检测判定人是否有感染狂犬病病毒的可能。

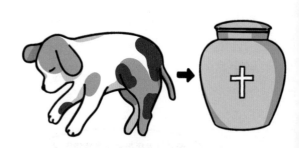

被人道主义处死并进行无害化处理

11. 动物感染狂犬病病毒后会出现症状吗?

有的哺乳动物会出现比较明显的症状,如病态、吞咽困难、大量流口水、具有过度攻击性、咬假想敌(如木头等)、移动困难甚至瘫痪等,掉在地上的蝙蝠也需要注意。在这些情况下的哺乳动物一定不要随意触碰,事实上在平时生活中也不应该随意触碰家养或其他野生动物,以避免不必要的损伤。

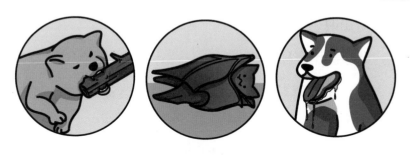

不要随意触碰

12. 是否有动物感染狂犬病病毒后被治好的?

有一只老鼠。

在动物方面,印度研究人员曾使用狂犬病单克隆抗体治愈了一只小鼠,但目前仍没有更多信息证实动物或人类病例可以都被单克隆抗体挽救回来,因此这只是偶然发现的一个个案,并不能代表人类已经攻克狂犬病治疗的难关。

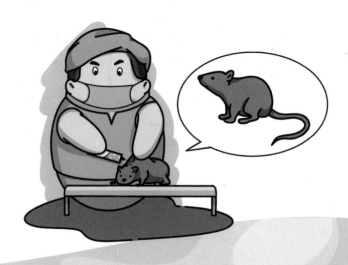

冷知识

北极圈也有狂犬病。

狂犬病病毒可以感染几乎所有的哺乳动物，这一点甚至在寒冷的北极圈也不例外，甚至不仅是陆生动物。

有研究发现，在北极圈内不仅出现过雪橇犬罹患狂犬病，还出现过北极狐、浣熊、臭鼬等动物的狂犬病案例。更夸张的是，居然还发现过一只感染狂犬病病毒的海豹。

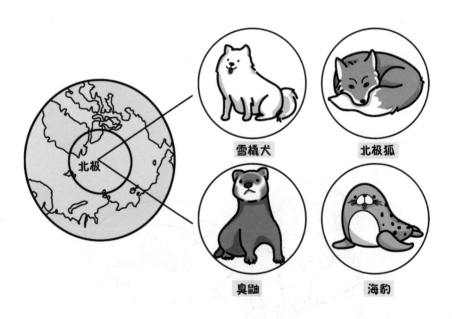

雪橇犬　　　　北极狐

臭鼬　　　　海豹

疫苗篇

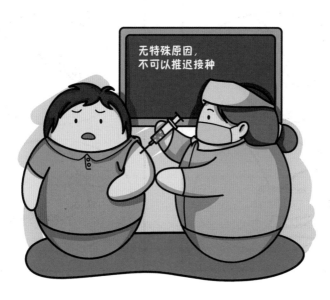

1. 什么是狂犬病的"暴露"?

任何咬伤、抓伤或其他情况导致人可能感染狂犬病病毒的情况都被称为"**暴露**",病毒可能会通过患有狂犬病动物的**唾液或神经组织**进入伤口、皮肤破损部位、黏膜,导致感染。

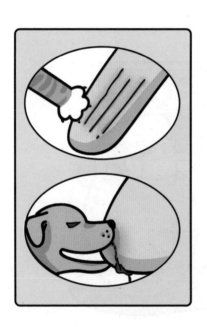

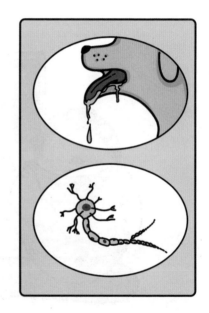

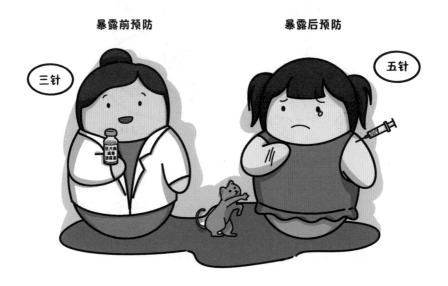

因此，预防狂犬病的方法也分为**"暴露前预防"**和**"暴露后预防"**，前者是在接触到狂犬病病毒前进行，后者是可能暴露于狂犬病病毒后进行。

暴露前预防　　　　　　　**暴露后预防**

三针

五针

2. 狂犬病疫苗有哪几种？

用于人类的狂犬病疫苗主要是**灭活疫苗**，我国采用的狂犬病灭活疫苗中抗原大多是通过**非洲绿猴肾细胞（Vero 细胞）**培养，少部分采用**人二倍体细胞、地鼠肾细胞**培养。

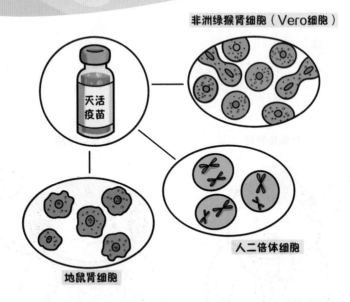

不同的细胞就像不同的土壤，而病毒只是种子，最后在不同土壤中种出来的都是一样的果实，所以**无论哪种细胞培养出来用于制备病毒的抗原都是类似的**，用这些抗原制备的狂犬病疫苗也都是安全、有效的。

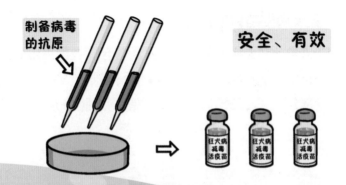

3. 狂犬病被动免疫制剂是什么？

狂犬病被动免疫制剂是在出现比较严重的伤口（三级暴露）时搭配疫苗使用的生物制品。

我国批准的狂犬病被动免疫制剂包括**马源纯化 F(ab')2 片段制品（俗称"马抗狂犬病血清"）、人源免疫球蛋白、单克隆抗体**三种，但这三种各有特点。**马源纯化 F(ab')2 片段制品**从马血中分离和制造，价格便宜，但

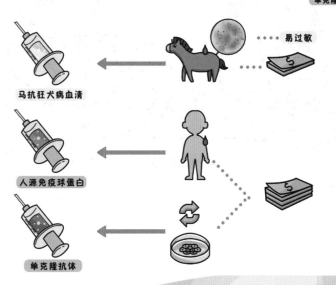

不良反应较多（主要是过敏），所以需要在使用前进行过敏试验；**人源免疫球蛋白**从人血中分离，没有动物源性污染的风险，安全性好，但价格较高；**单克隆抗体**通过体外制备，无动物或人源蛋白污染风险，安全性极佳，但价格同样较高。

4. 暴露分为哪几种类型？

根据不同情况，我们将暴露分为三个等级，分别是：

一级暴露（无暴露）：触摸或喂食动物，动物舔舐完整皮肤。

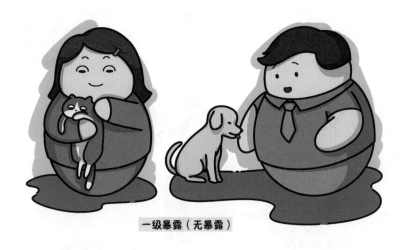

一级暴露（无暴露）

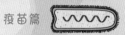

　　二级暴露（暴露）： 轻咬裸露的皮肤，无明显出血的抓伤或擦伤。

　　三级暴露（严重暴露）： 单处或多处贯穿皮肤的咬伤或抓伤、唾液污染黏膜（舔舐）、舔舐破损皮肤、直接接触蝙蝠等。

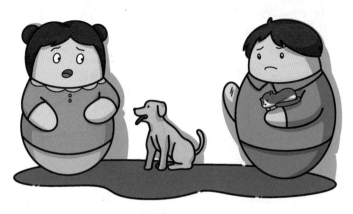

二级暴露（暴露）

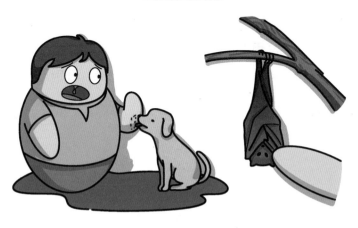

三级暴露（严重暴露）

一级暴露无须进行暴露后预防，而二级和三级暴露都需要尽早进行暴露后预防，以降低患狂犬病的风险。

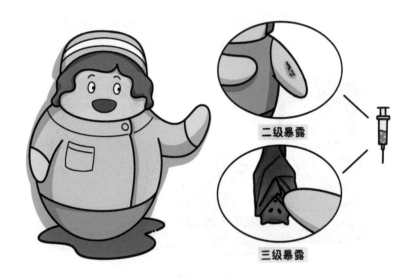

二级暴露

三级暴露

5. 狂犬病疫苗的免疫程序是什么？

目前我国有两种不同的暴露后预防接种程序，分别是：

5 针法： 第 0 天、第 3 天、第 7 天、第 14 天和第 28 天分别接种 1 剂狂犬病疫苗。

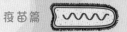

5针法：

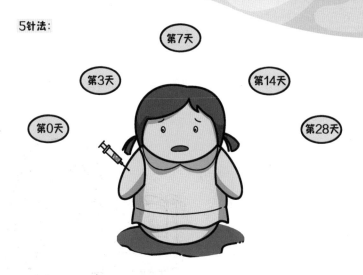

4 针法：第 0 天接种 2 剂，第 7 天和第 21 天分别接种 1 剂狂犬病疫苗。

4针法：

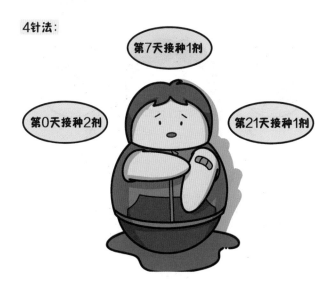

6. 狂犬病的"暴露后预防"只需要疫苗吗?

并非如此,针对不同的暴露情况应该采取不同的措施。

如果发生一级暴露,那么只需要洗干净与动物接触的部位即可,无须接种疫苗或被动免疫制剂。

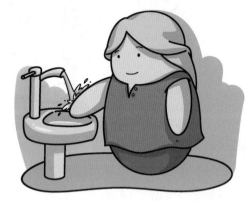

一级暴露

如果发生二级暴露,那么需要清洗伤口并接种疫苗。

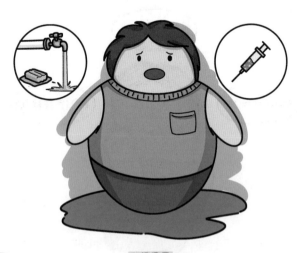

二级暴露

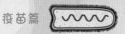

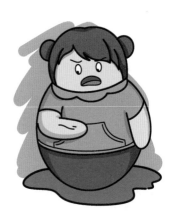

三级暴露

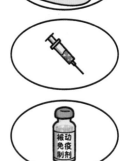

如果发生三级暴露，那么既需要清洁伤口和接种疫苗，又需要使用被动免疫制剂。

必须特别注意的两个特殊情况：**二级暴露如果发生在头、面或者严重免疫功能低下部位，那么应该按照三级暴露进行处理；除此之外，如果在暴露前已经接种过全程（无论暴露前预防还是暴露后预防）的人，无论暴露等级如何（除外严重免疫功能低下患者），均不再需要使用狂犬病被动免疫制剂。**

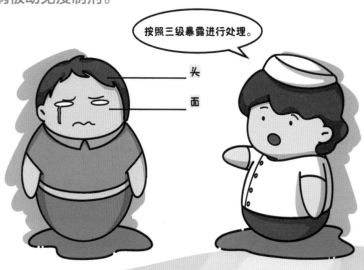

7.“暴露后”除了免疫接种外，正确的处理方式有什么？

暴露后的正确处理方式应包括**外科处置**和**免疫预防**，两者对于降低狂犬病病毒的感染风险都极其重要！

外科处置包括四部分。①冲洗伤口：用肥皂水（或其他弱碱性清洗剂）和有一定压力的流动清水交替清洗咬伤和抓伤的每处伤口约15分钟，最后用生理盐水冲洗伤口以避免肥皂液或其他清洗剂残留；②消毒处理：彻底冲洗后用稀碘伏

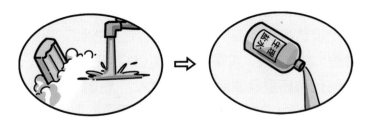

交替清洗伤口约15分钟　　　　**生理盐水冲洗伤口避免清洗剂残留**

（0.025% ～ 0.05%）、苯扎氯铵（0.005% ～ 0.01%）或其他具有病毒灭活效力的皮肤黏膜消毒剂消毒涂擦或消毒伤口内部；

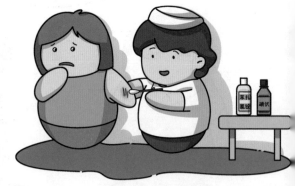

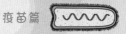

③外科处置（根据伤口情况）；④其他（引流、缝合、使用敷料等，以上方式需根据伤口情况选用）。

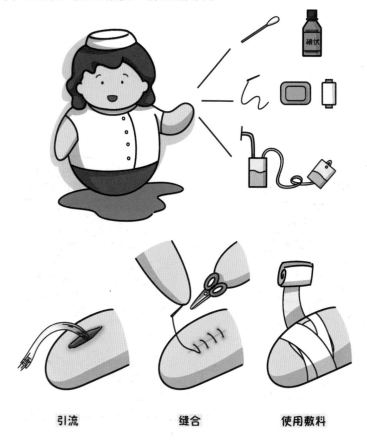

| 引流 | 缝合 | 使用敷料 |

除此之外，还需要评估伤口感染出现破伤风的可能，根据医生判断可能还会使用破伤风疫苗或破伤风被动免疫制剂。

8. 狂犬病的"暴露前预防"应该怎么做？

暴露前预防，顾名思义就是**在暴露于狂犬病病毒之前就进行疫苗接种**，分别在第 0 天、第 7 天和第 21 天（或第 28 天）接种 1 剂狂犬病疫苗，从而提前获得对狂犬病病毒的免疫力。

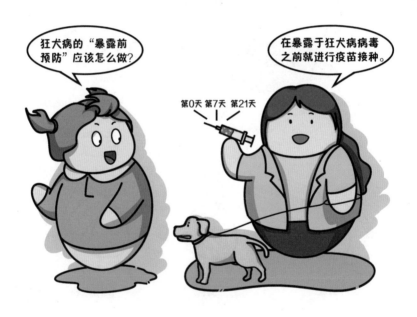

9. 所有人都需要进行"暴露前预防"吗?

并非如此。

只有**会持续、频繁暴露于狂犬病病毒危险环境下的个体**才推荐进行暴露前预防性狂犬病疫苗接种,如接触狂犬病病毒的实验室工作人员、可能涉及狂犬病患者管理的医护人员、狂犬病患者的密切接触者、兽医、动物驯养师以及经常接触动物的农学院学生等。

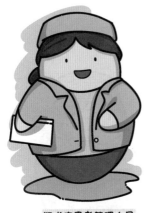

狂犬病患者管理人员

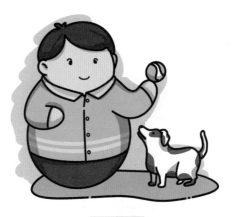

动物驯养师

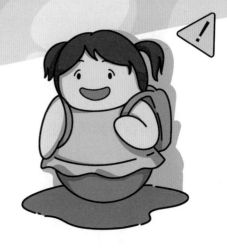

此外，建议到高危地区旅游的游客、居住在狂犬病流行地区的儿童或到狂犬病高发地区旅游的儿童进行暴露前预防。

10. 狂犬病疫苗需要定期加强吗?

特定人群需要。

定期加强免疫仅推荐用于**因职业原因存在持续、频繁或较高的狂犬病病毒暴露风险者**，如实验室人员或兽医等，并且他们也需要进行中和抗体检测。

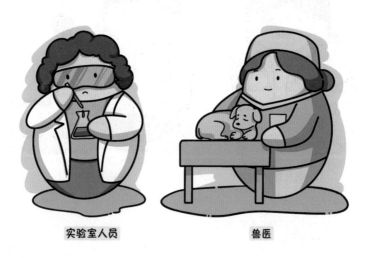

实验室人员   兽医

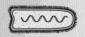

接触狂犬病病毒的实验室人员**每6个月监测一次**血清中和抗体水平；兽医、动物疫病预防控制部门人员等**每2年监测一次**血清中和抗体水平。当血清中和抗体水平 <0.5IU/mL 时需加强接种 1 剂狂犬病疫苗。

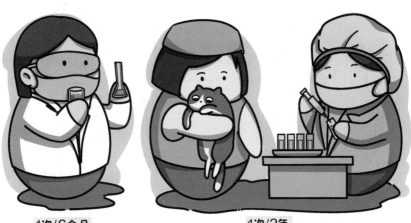

接触狂犬病病毒的实验室人员　　　兽医、动物疫病预防控制部门人员

1次/6个月　　　　　　　　1次/2年

11. 不同品牌的狂犬病疫苗有什么区别？

任何品牌的狂犬病疫苗，只要是**正式批准应用并按照免疫程序接种**，均是安全和有效的，除了价格、免疫程序外没有本质上的区别。

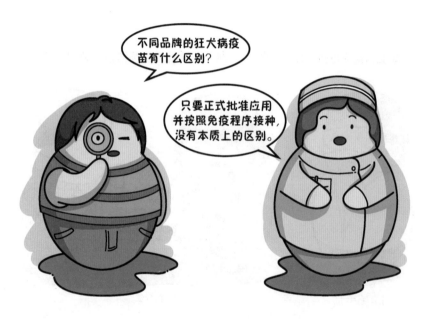

12. 不同狂犬病疫苗可以交替使用吗？

一般建议使用同品牌的狂犬病疫苗完成全程免疫接种，如果无法获得同品牌狂犬病疫苗，从疾病防护角度出发，也应该尽快采用其他品牌的狂犬病疫苗完成全程接种，以尽早获得足够保护。

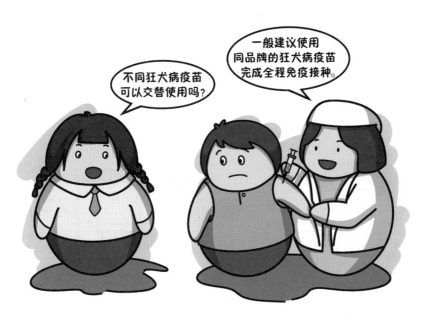

13. 没有狂犬病的国家会有狂犬病疫苗吗？

没有狂犬病的国家也会有狂犬病疫苗的，因为很多国家虽然在本土没有人或犬类狂犬病病例，但是仍可能有野生动物或者进口动物相关的狂犬病风险，因此一般都会有疫苗可以接种。

没有狂犬病的国家也会有狂犬病疫苗

如果身处国外暴露于可能存在狂犬病病毒传播风险的动物后，应第一时间咨询当地医疗机构并进行规范处置。

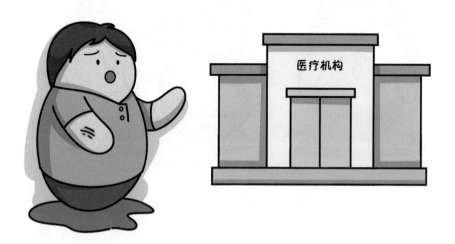

医疗机构

14. 狂犬病疫苗可以延迟接种吗?

尽快接种!

有人认为狂犬病疫苗没必要受伤就打，也有人说只要 48 小时内接种就行，但考虑到狂犬病的病死率接近 100%，而且有些暴露后可能会快速发病，因此应**第一时间清洗伤口后去接种疫苗**，并按程序完成每一剂疫苗接种。

如果因极其特殊原因无法按照标准程序进行接种，那么能做的只有两个字: 尽快!

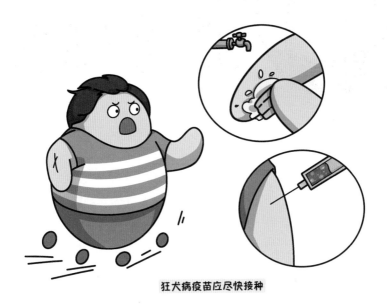

狂犬病疫苗应尽快接种

15."暴露后预防"一定会成功吗?

只要规范处置就会成功。根据世界卫生组织信息,在严重暴露后及时处置,就能 **100%** 避免狂犬病发生。

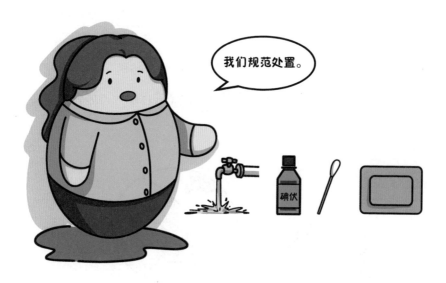

我们规范处置。

然而,就医延迟、不适当的伤口处理、未被观察到的伤口、病毒直接侵袭神经、患者不遵守接种程序及其他多种因素都可能引起暴露后预防失败,从而导致患者发病和死亡。

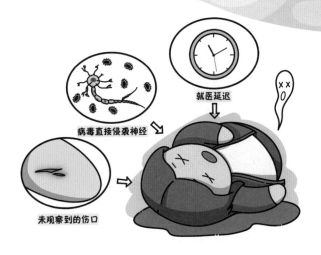

病毒直接侵袭神经

就医延迟

未观察到的伤口

16. 为什么有人说非洲绿猴肾细胞的狂犬病疫苗会致癌?

这是一个非常大的误解,实际上并不会致癌。

非洲绿猴肾细胞(Vero 细胞)是用于制备狂犬病疫苗抗原的主流细胞基质之一,这种细胞的特点是**在体外培养时会无限分裂**——这一点很像癌细胞。因此就有人担心 Vero 细胞会致癌,甚至认为采用 Vero 细胞培养出抗原制备的疫苗也会因 Vero 细胞残留引发致癌风险。

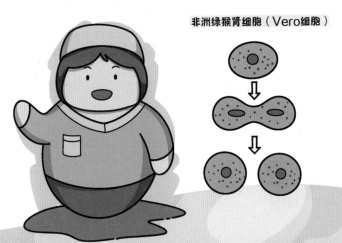

非洲绿猴肾细胞(Vero细胞)

但实际上并不会出现这种情况，一方面在制备疫苗的过程中，**细胞残留会作为杂质尽可能地被去除**，即便存在极少量的残留也不具有生物学活性；另一方面，科学家真的用 Vero 细胞进行了大量试验，试图通过给动物接种 Vero 细胞促使癌症的出现，反倒都**证明了 Vero 细胞的安全性**；除此之外，为了避免"理论上"的风险，在疫苗制备过程中也会严格限制 Vero 细胞的培养代次，**不会让细胞无限制使用下去。**

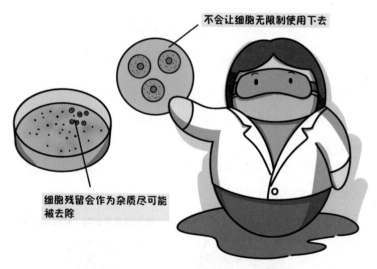

总之，使用 Vero 细胞培养抗原制备的狂犬病疫苗和其他细胞培养抗原制备的狂犬病疫苗一样，**都不会致癌，可以放心接种。**

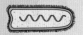

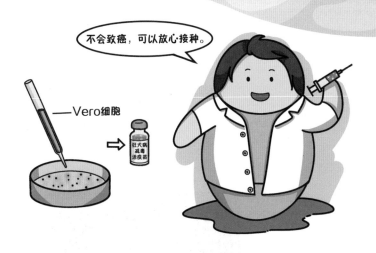

17. 狂犬病疫苗可以和其他疫苗同时接种吗？

狂犬病疫苗属于**灭活疫苗**，也有研究证据支持狂犬病疫苗可以和百白破疫苗、乙脑疫苗、脊灰疫苗等同时在不同部位接种，但由于我国国内接种狂犬病疫苗和接种常规疫苗的门诊很多并非同一科室，因此可能无法同时接种，但也可以任一间隔进行接种。

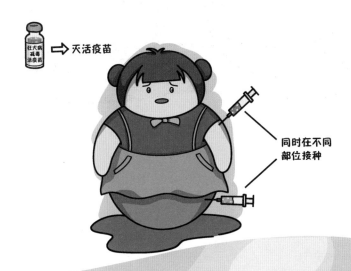

需要强调的是，其他疫苗都可以推迟接种，但狂犬病疫苗无特殊原因，不可以推迟接种。

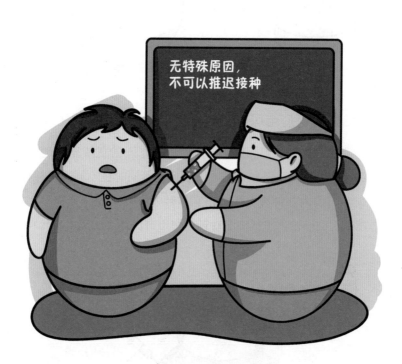

18. 什么是"十日观察法"？

十日观察法是一种在暴露后影响疫苗决策的方法，被世界卫生组织等权威机构推荐。

在既往的研究中发现，**一旦猫、狗、雪貂感染狂犬病病毒，发病后都不会存活超过 10 天**，因此可以直接观察动物或一边接种疫苗一边进行观察。

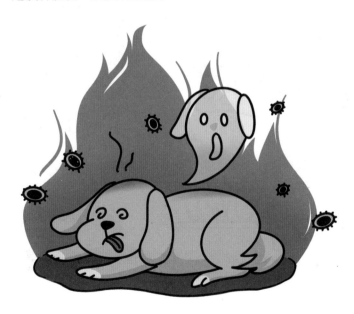

但必须强调的是：①十日观察法**仅限于家养的狗、猫和雪貂**，并不适用于其他动物；②动物必须在致人受伤时**表现正常且没有发病迹象**，如果动物明显异常则不适用；③**能够综合评估当地狂犬病的流行病学情况及动物的免疫史**，如果在高风险地区且动物免疫史不详就存在暴露于病毒的风险；④**极其罕见的情况会出现潜伏期 < 10 天**，可能无法等到观察期结束。

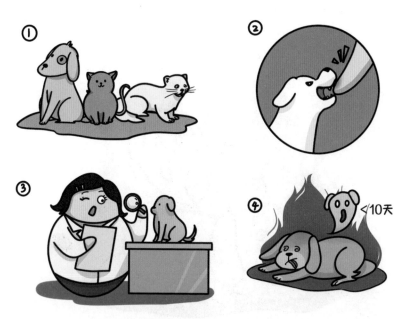

因此，十日观察法的使用应由专业人员综合评判，不能由伤者自己判定是否接种疫苗或延迟接种疫苗。

19. 哪些情况可以不进行"暴露后预防"？

有两种特殊情况可以不进行暴露后预防：①**具有充分证据支持动物并没有感染狂犬病病毒**，包括具有免疫史、致伤后进行抗体检测，或没有机会接触狂犬病病毒（如长期在城市地区家中封闭饲养的猫）；②**在上一轮暴露前或暴露后预防接种后的 3 个月内。**

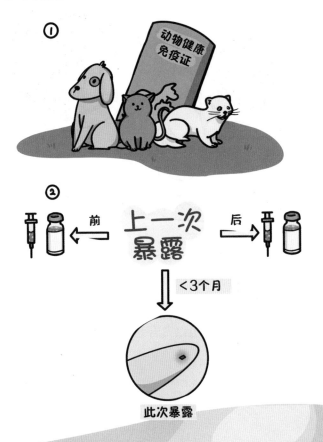

冷知识

"十日观察法"虽然是疫苗发明后才出现，但类似的建议早在 1766 年就由法国医生约瑟夫 – 伊尼亚斯·吉约丹（Joseph-Ignace Guillotin）率先提及。当时这位医生认为，应该对导致人受伤的狗进行 15 天的观察以判定这只狗是否可能导致伤者出现狂犬病。

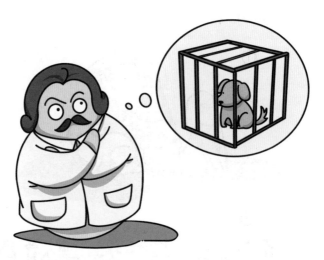

另外值得一提的是，由于吉约丹是一名医生，因此他在政治生涯中建议废除死刑，但由于没有成功，因此他提议采用更为人道的"斩首"方式替代绞刑等刑罚，以降低死刑犯的痛苦。此后，被发明出的斩首机器也以"吉约丹"命名，这种机器更加被人熟知的名称是"断头台"（Guillotine）。

漫话疫苗——狂犬病疫苗

常见问题

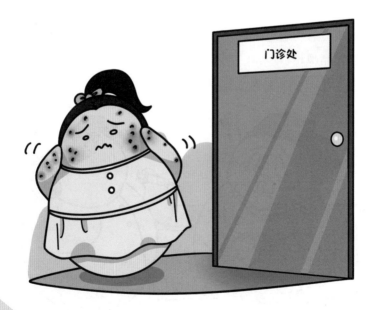

1. 哪些情况是狂犬病疫苗的接种禁忌?

由于狂犬病是一种病死率接近 100% 的疾病,因此**如果判定为有暴露于狂犬病病毒的风险,那么就应该接种疫苗,无绝对禁忌证**。

即便如此,在疫苗接种前应充分询问受种者个体基本情况(如有无严重过敏史、其他严重疾病等)。即使存在不适合接种疫苗的情况,也应在严密监护下接种疫苗。如受种者对某一品牌疫苗的成分有明确过敏史,那么应在可获取的情况下更换无该成分的疫苗品牌。

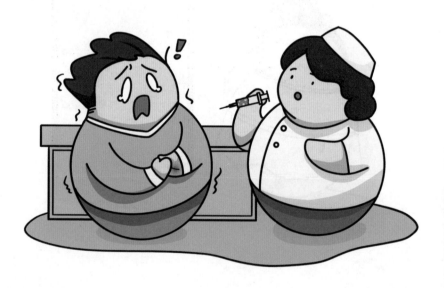

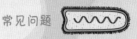

2. 接种狂犬病疫苗有哪些情况需要注意？

如果能够正确进行暴露后预防，就能够 100% 避免狂犬病的发生，因此针对狂犬病疫苗的接种应注意以下几点：

①针对伤口情况的判定应该非常严格，避免因未能准确判定暴露等级导致处置措施不当；②不要自行判定是否接种或延迟接种狂犬病疫苗，以防延误预防时机；

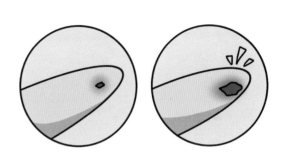

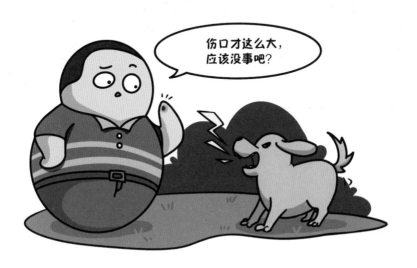

③如果在**3个月内**完成过完整的狂犬病疫苗接种程序（无论暴露前还是暴露后），那么就无须接种狂犬病疫苗；④如果**既往完成过**完整的狂犬病疫苗接种程序（无论暴露前还是暴露后），**再次暴露均无须使用**包括血清、免疫球蛋白、单克隆抗体在内的**被动免疫制剂**（严重免疫功能低下患者除外）。

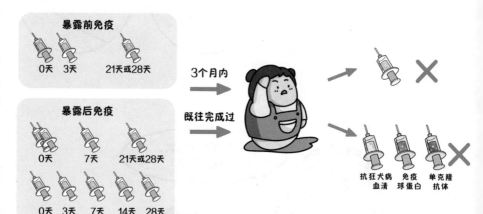

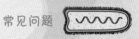

3. 狂犬病疫苗常见的不良反应有哪些?

接种狂犬病疫苗后的不良反应与其他疫苗相似,可能出现的情况包括局部的红肿、疼痛、发痒等,也可能出现轻度发热、无力、头痛、眩晕、关节痛、肌肉痛、呕吐、腹痛等,**一般不需处理即可自行消退。**

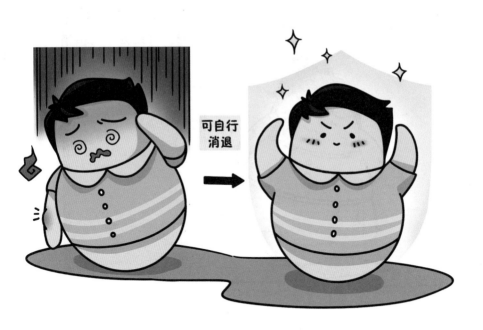

可自行消退

4. 不良反应一般如何处理？

一般来说，不良反应大多是**轻微且一过性的**，如果出现**严重的过敏反应或者神经性反应，以及自己不能判断是否严重的情况**，这个时候一定不要擅自处置，**尽快去医院就诊**。

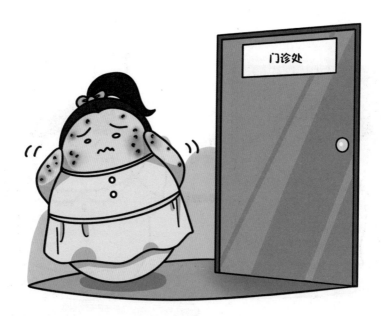

如果情况非常严重且出现了健康损害，那么在就诊后要通知接种单位进行疑似预防接种异常反应（AEFI）报告，然后配合接种单位和当地专家组提供接种和诊疗信息，以便调查严重反应是否由疫苗引起。

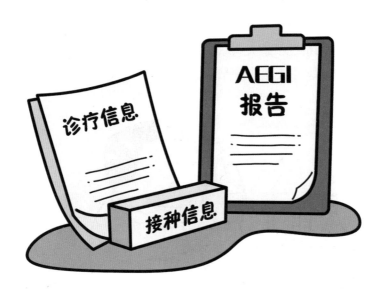

冷知识

发明狂犬病疫苗的巴斯德并不是医生，他只是一名化学家和微生物学家，因此在进行疫苗试验时不能为受伤患者接种疫苗，仅能旁观。不过作为一名化学家和微生物学家，他的部分科研成果已经融入我们的生活。

巴斯德最有名的一项成果或许就是"**巴氏灭菌法**"（也有误称为"巴氏消毒法"的）。这种方法可以在保持牛奶等饮品风味几乎不变的情况下杀灭病原体并延长保质期，直到现在，我们喝的很多奶制品仍采用这种方法制备。

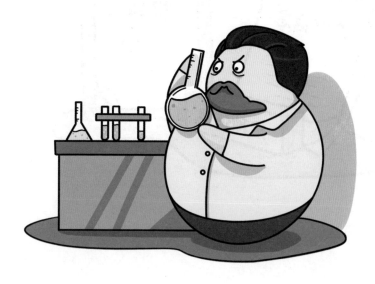

注意事项

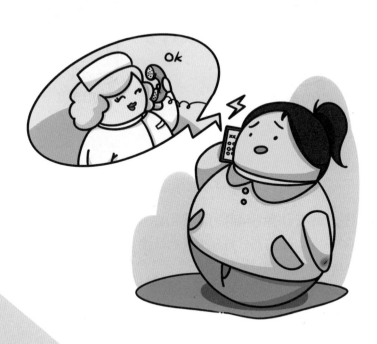

1. 狂犬病疫苗和被动免疫制剂多少钱一针？

我国批准的狂犬病疫苗价格区间较大，在100～300元/剂，不含接种服务费。无论哪种狂犬病疫苗都是安全和有效的，绝不应为追求高价疫苗而推迟接种。

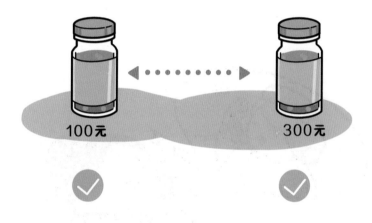

狂犬病被动免疫制剂用量和体重相关，狂犬病人免疫球蛋白按20IU/kg给药，抗狂犬病血清按40IU/kg给药，狂犬病单克隆抗体按批准剂量给药。

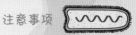

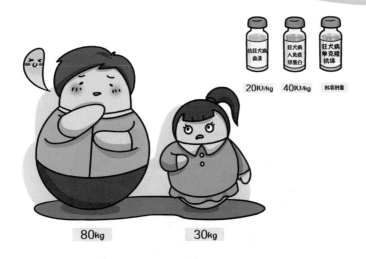

2. 狂犬病疫苗去哪里接种?

与其他疫苗不同,狂犬病疫苗一般需要到**狂犬病预防处置门诊接种。狂犬病预防处置门诊往往由医院的急诊科负责,也存在于一些社区卫生服务中心、乡镇卫生院或民营医疗机构。**

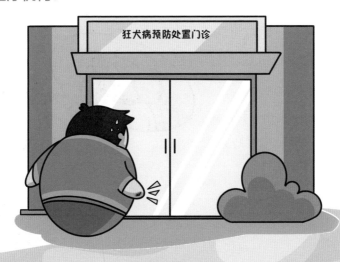

如果出现比较严重、需要外科处置的暴露，应提前咨询当地犬伤门诊是否有外科处置能力或医院外科是否有狂犬病暴露后处置能力，确认信息后尽快就诊，避免延误治疗时机。

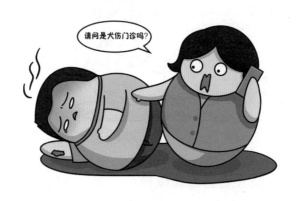

3. 如果在海外应该如何接种狂犬病疫苗？

由于不同国家和地区的狂犬病暴露风险不同，对于疫苗管理的相关要求也有所差异，可能还存在不同的狂犬病疫苗接种程序。因此如果身在国外并且需要接种狂犬病疫苗的话，应尽早与**当地卫生部门**取得联系，获取疫苗接种单位信息，并尽快处置。

绝对不要拖延到回国或自行判断是否有必要接种狂犬病疫苗！

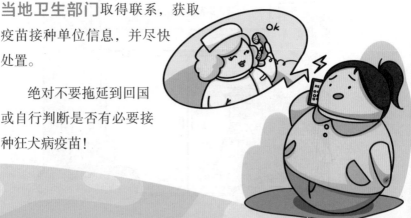

4. 除医学措施外，还能如何降低狂犬病的发生风险？

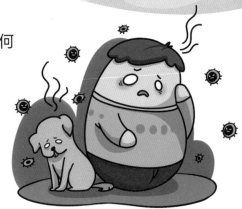

狂犬病属于一种**人畜共患病**，无论是人类还是动物均可患病，但**超过 90%** 的狂犬病病例是暴露于犬类导致的，并且在我国很多还是家养犬。

因此，通过**规范饲养宠物，及时为宠物进行狂犬病疫苗接种，对弃养动物及时处置，管理并处置流浪动物等**措施均可有效降低全人群狂犬病暴露风险。

要知道，防控狂犬病并不只是医护人员的工作。

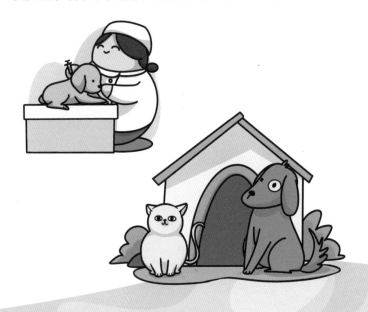